101
REASONS
TO EXERCISE

Reasons Why Books

Reason #1

REASON #2

Reason #3

Reason #4

Reason #5

Reason #6

Reason #7

Reason #8

Reason #9

Reason #10

REASON #11

REASON #12

Reason #13

REASON #14

Reason #15

Reason #16

Reason #17

REASON #18

REASON #19

Reason #20

Reason #21

Reason #22

Reason #23

Reason #24

Reason #25

Reason #26

REASON #27

Reason #28

Reason #29

Reason #30

Reason #31

Reason #32

Reason #33

REASON #34

Reason #35

Reason #36

Reason #37

Reason #38

Reason #39

Reason #40

Reason #41

Reason #42

Reason #43

Reason #44

REASON #45

Reason #46

Reason #47

Reason #48

Reason #49

Reason #50

REASON #51

REASON #52

Reason #53

REASON #54

Reason #55

Reason #56

Reason #57

Reason #58

Reason #59

Reason #60

Reason #61

Reason #62

Reason #63

Reason #64

Reason #65

Reason #66

Reason #67

REASON #68

Reason #69

Reason #70

Reason #71

Reason #72

Reason #73

Reason #74

Reason #75

Reason #76

Reason #77

Reason #78

Reason #79

Reason #80

Reason #81

Reason #82

Reason #83

Reason #84

Reason #85

REASON #86

Reason #87

Reason #88

Reason #89

Reason #90

Reason #91

Reason #92

REASON #93

Reason #94

Reason #95

Reason #96

Reason #97

REASON #98

Reason #99

Reason #100

Reason #101

MORE GREAT JOURNALS BY
Reasons Why Books

101 REASONS WHY...

YOU SHOULD MARRY ME
I LOVE YOU
WE SHOULD HAVE A BABY
I NEED TO EXERCISE TODAY

TOP 10 REASONS...

WE SHOULD GET A DOG
WE SHOULD GET A CAT
I LOVE YOU SO MUCH
YOU SHOULD DATE ME

www.ingramcontent.com/pod-product-compliance
Lightning Source LLC
Chambersburg PA
CBHW061458250726
48657CB00005B/1654